AF403814

SECOURS AUX NOYÉS

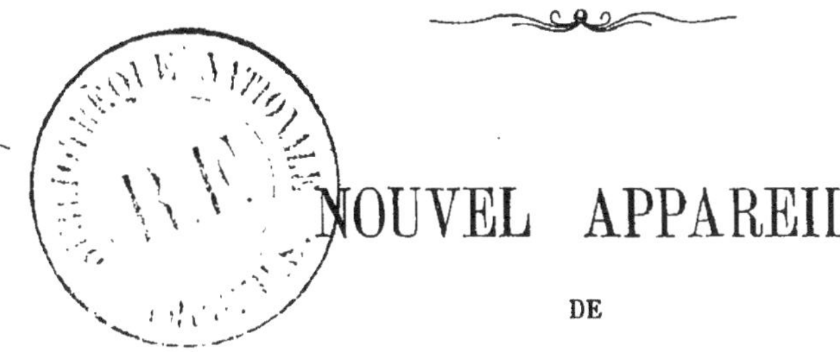

NOUVEL APPAREIL

DE

RESPIRATION ARTIFICIELLE

PAR LE

Docteur ROGER

Membre bienfaiteur de la Société des Sauveteurs du Havre, Membre
fondateur de la Société des Nageurs, Médecin de diverses Sociétés
de Secours Mutuels, de l'Asile des Vieillards, etc.

Plus les moyens sont simples,
meilleurs ils sont

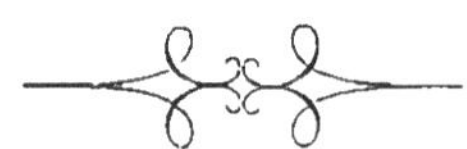

LE HAVRE

IMPRIMERIE LEPELLETIER

1874

BANDE RESPIRATOIRE.

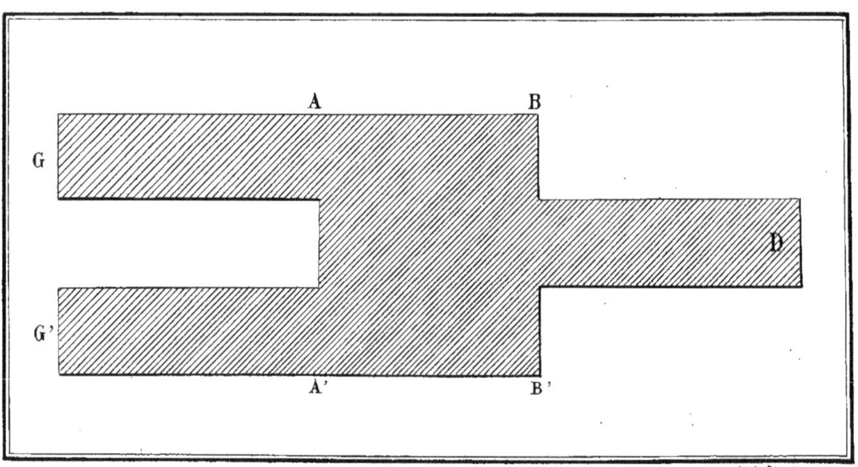

Lith. Lepelleher, Narre.

PRÉFACE

Pénétré de l'utilité incontestable de propager le plus possible les notions dont tous, sauveteurs ou non, peuvent avoir besoin dans les cas d'asphyxie par submersion dans notre ville maritime, j'ai cru faire œuvre humanitaire en publiant cette brochure, reproduction d'une conférence faite à l'Hôtel-de-Ville à la Société des Nageurs, réunis en Assemblée générale, le 29 Décembre 1873. Ces derniers peuvent, plus que d'autres encore, se trouver exposés à donner leurs soins à des noyés ; et en vulgarisant ces notions parmi eux, j'aurai pour satisfaction de savoir que j'ai pu contribuer à les rendre eux-mêmes utiles à leurs semblables.

J'ai cru devoir, au début, entrer dans quelques détails théoriques qui, gravés dans l'esprit, permettront d'exécuter avec plus d'intelligence les secours que l'on prodiguera ; sachant pourquoi l'on fait telle et telle chose.

L'on trouve dans les boîtes à secours, les cor-
diaux, les liquides stimulants pour frictions, des gants
de laines, des barbes de plumes, un manche en bois
très commode pour desserrer les dents, etc., tous ob-
jets qui seront d'un réel secours.

Je demande à Messieurs les membres de la Société
des Sauveteurs de la ville et de l'arrondissement du
Havre, et aux membres de la Société des Nageurs de
vouloir bien accepter, comme témoignage de bonne
confraternité, cette petite brochure, dont un exem-
plaire sera remis à chacun.

Je la mets également en vente au prix de 1 franc,
et en verserai le produit à la souscription ouverte en
faveur des naufragés de la *Ville-du-Havre* ; et si je pou-
vais ainsi obtenir quelque résultat profitable, j'aurais
la satisfaction de dire avec le poète :

Omne tulit punctum, qui miscuit utile dulci.

Le Havre, Janvier 1874.

SECOURS AUX NOYÉS

Parmi les fonctions auxquelles notre organisme est soumis, il en est une que nous ne saurions éluder, c'est la fonction respiratoire. Nous pouvons être plus ou moins longtemps sans manger, plus ou moins longtemps sans dormir, mais nous ne saurions être plus ou moins longtemps sans respirer.

A l'état normal, dix-huit fois par minute, nous faisons entrer de l'air dans nos poumons. Cet air est composé principalement de deux gaz, l'Oxigène et l'Azote (1).

L'Azote ne joue qu'un rôle modérateur. L'Oxigène seul est indispensable, et sans lui la vie s'éteint. L'air respirable résulte de leur mélange intime.

Qu'un individu soit donc privé d'air respirable par une *cause mécanique* (*strangulation, submersion*); ou qu'à cet air respirable se joignent des *gaz toxiques*, l'acide

---

(1) Sur 100 grammes d'air, il y a :

        Oxigène.................. 23 grammes

        Azote 77   "

carbonique (1), l'oxide de carbone (vapeur du charbon) l'hydrogène sulfuré (plomb), etc ; l'individu tombe anéanti dans un état de mort apparente ou réelle qu'on appelle *Asphyxie*.

Comment un individu asphyxié par submersion peut-il mourir ?

1° Par congestion cérébrale ; 2° par un empoisonnement du sang déterminé par l'acide carbonique.

Si les autopsies des noyés ont démontré des congestions cérébrales qui avaient entraîné la mort ; lorsque le noyé est retiré de l'eau, rien ne décèle s'il a succombé à une attaque de congestion, ou à l'empoisonnement carbonique. Vous devrez donc vous éclairer des antécédents. Si l'individu était tombé à l'eau quelque temps après un repas, s'il avait eu déjà quelques affections cérébrales, la mort par congestion cérébrale sera très probable ; et vous aurez alors moins de chance de voir vos efforts suivis de réussite.

Comment se produit chez le submergé la mort par intoxication carbonique ?

A l'état normal, avons-nous dit, nous respirons 18

---

(1) La majorité des auteurs admettent que l'acide carbonique est toxique. Voir ma thèse inaugurale sur l'acide carbonique (Décembre 1867).

fois par minute. Nous faisons donc 18 inspirations et autant d'expirations. Dans l'inspiration, nous faisons entrer de l'air respirable dans nos poumons ; et dans l'expiration, nous chassons l'air introduit. Voici le mécanisme de la fonction. Quel en est le but?

Les veines apportent au cœur un sang vicié par l'acide carbonique. Projeté dans les poumons par les contractions du cœur, ce sang vicié va se trouver, par le fait d'une inspiration, au contact de l'oxygène de l'air. Il se fait, pendant le court espace de temps qui sépare l'inspiration de l'expiration, un échange gazeux. L'oxygène est pris, si je puis dire, par le sang qui se débarrasse de l'acide carbonique qu'il contenait et qui est rejeté au dehors dans l'inspiration, et revient ensuite au cœur, sang artériel, revivifié. Le cœur le renvoie dans les artères où il va porter partout la chaleur et la vie.

Voyons maintenant ce qui se passe chez un noyé.

Lorsqu'un individu tombe à l'eau, les battements du cœur ne s'arrêtent pas aussitôt. Le sang qui arrive aux poumons, chargé d'acide carbonique, ne peut exhaler ce gaz toxique par l'obtacle mécanique de la submersion. Il retourne, sous l'influence de la circulation non encore interrompue, vicié, dans les artères. L'impossibilité mécanique de l'oxygénation du sang amène donc du sang veineux dans les artères ; ce sang veineux déter-

mine sur le système nerveux une pertubation générale
d'où résulte la mort. Il y a un véritable empoisonnement.

L'eau ne joue, par elle-même, aucun rôle important.
La quantité, qui en entre dans les poumons, est très
minime ; et fort souvent il n'y en a pas.

Le noyé, en tombant à l'eau, a pu avoir une syncope.
La suspension des battements du cœur a déterminé
l'arrêt de la circulation. Il y a donc ici une impossibilité mécanique à l'intoxication carbonique. Ce sont
dans ces cas, en effet, où existent les plus grandes
chances de rappeler les noyés à la vie. Malheureuse-
ment, il n'existe aucun signe qui permette de savoir,
lorsqu'un noyé est tiré de l'eau, s'il a eu ou non une
syncope. Il en est de même, lorsqu'il y a eu congestion
cérébrale ; il faut donc dans tous les cas, prolonger les
secours.

Le *Syncopé* a plus de chances de revenir à la vie que
l'empoisonné ou le *congestionné* ; encore, dirons-nous
qu'un syncopé qui reste de *deux* à *quatre* heures sous
l'eau, doit avoir de bien faibles chances de revenir à
la vie, dans l'hiver surtout. Par une loi physique son
corps se met fatalement, et assez vite, en équilibre de
température avec le milieu ambiant ; et au bout de
quatre heures, le système nerveux, déprimé par cette
action du froid, ne répondra plus aux agents excitants.

Nous croyons qu'un noyé qui est resté une heure sous l'eau a de très-faibles chances de revenir à la vie.

La syncope diminuera, mais faiblement les chances de mortalité.

La syncope prolongée amène la mort, et *a fortiori* chez un noyé qui séjourne quelques heures sous l'eau , et qui trouve, par le fait du milieu où il se trouve, une cause même de mort.

De ces prolégomènes, nous tirerons les deux conclusions suivantes. Chez un noyé il faut :

1° *Opérer promptement la respiration artificielle.*

2° *Favoriser le retour de la sensibilité, de la calorification, de la circulation.*

Ces trois termes sont liés étroitement entre eux : les moyens employés sont connexes.

Avant l'indication des moyens capitaux , quelques mots sur ce qui doit être fait en présence d'un noyé qu'on vient de retirer de l'eau :

1° Mettre le noyé dans l'endroit le plus à votre portée et le plus convenable. Il ne faut pas oublier qu'ici les minutes sont précieuses ; et qu'il vaudrait mieux agir dans un endroit peu propice que de porter le noyé dans un endroit éloigné, mais plus favorable.

2° Dépouiller entièrement le noyé de ses effets : les couper pour les enlever plus promptement et sans secousse. Essuyer rapidement le corps, mettre le bonnet de laine et l'incliner sur le côté droit.

3° Si l'on est à portée d'une chambre de secours, on y portera le noyé, et on le placera sur la table hydrofère. Ailleurs on le déposera sur un matelas de laine, sur de la paille, du foin, etc. Dans l'hiver on choisira un endroit clos et chauffé ; en été on préférera un appartement aéré.

Ces premiers soins terminés, on commencera aussitôt la *Respiration artificielle*. Quatre procédés peuvent être employés. Nous les apprécierons, après les avoir exposés, mais le dernier que nous avons imaginé, en cherchant le moyen le plus simple et le plus sûr d'opérer la respiration artificielle nous paraît, par les motifs que nous dirons, avoir le pas sur les autres.

Premier Procédé. — PRESSIONS ALTERNATIVES. Le plus simple de tous, il a de plus l'avantage de pouvoir être exécuté par une seule personne.

On applique à plat les mains à droite et à gauche au niveau du sein ; et, alternativement, on presse fortement sur la poitrine, et on relève les mains. On opère ce va-et-vient environ 18 fois par minute. Par la compression de la poitrine, vous chassez l'air qui est dans les poumons ; et en retirant les mains, l'air rentre par l'élasticité naturelle des parties comprimées qui prennent leur situation normale.

2me *Procédé*. — CELUI DE MARSHALL-HALL. — Vous roulez un objet qui puisse former un coussin résistant. Vous mettez le noyé à plat-ventre, et la poitrine sur ce traversin. *Trois aides* sont indispensables. Le premier soutient la tête du noyé, le second prend les jambes et le troisième s'empare des épaules. L'aide qui tient les épaules appuie fortement au milieu du dos, et comprimant la poitrine produit une expiration. Il retourne ensuite le noyé presque sur le dos, et ce faisant, il favorise la dilatation ou l'inspiration. Le premier aide soutient la tête, et le second favorise ces trois-quarts de rotation en imprimant aux jambes un mouvement correspondant. On remet le noyé dans la première position et ainsi de suite.

3me *Procédé*. — CELUI DE SYLVESTER. — Vous faites également un coussin résistant, et le placez en travers sous les épaules du noyé. Deux aides sont placés à droite et à gauche de sa tête. Ils saisissent chacun à pleine main les bras du noyé, et les mettent dans la position du gymnasiarque qui, suspendu aux anneaux, abandonne son corps à l'action de la pesanteur. Ils les fléchissent ensuite, les ramenant sur la poitrine, et compriment fortement. Pendant ce second temps, un troisième aide comprime le creux de l'estomac.

Vous répétez ces mouvements, lentement, longuement, sans violence, et les effectuez environ 18 fois par minute.

En élevant les bras vous dilatez la poitrine, et l'air entre ; en abaissant les bras sur la poitrine, vous la comprimez, et faites une expiration.

Ce dernier procédé est préférable parce qu'il fait pénétrer plus d'air dans la poitrine. Mais comme le précédent, il n'est pas simple et demande, au moins, une certaine réflexion pour en retenir nettement les divers temps En outre, il faut s'emparer de plus de la moitié du corps, et il ne vous reste que les jambes sur lesquelles vous puissiez exercer les stimulants. Cette objection a son plein effet dans le procédé de Marshall-Hall, qui me paraît en somme *très défectueux*. Il faut trois aides, on ne peut faire des frictions, etc.

Dans le procédé de Sylvester, une seule personne, à la rigueur, peut suffire. On se mettrait à la tête du noyé, et appliquant le genou contre elle, on tirerait les bras en haut, et les repliant ensuite sur la poitrine on comprimerait fortement. Mais, seul, on n'obtiendrait qu'un médiocre effet.

Ainsi exécuté, il serait encore préférable aux simples pressions alternatives, qui ont pourtant pour elles d'être très simples de conception, et de laisser libre presque tout le corps.

Concluons : Le premier procédé est défectueux, parce qu'il ne fait pas entrer assez d'air dans les poumons ; mais il est avantageux parce qu'un seul aide, et sans connaissance préalable, peut l'exécuter, Il laisse libre les bras, les jambes, le bassin, parties sur lesquelles les moyens adjuvants seront employés.

Le second fait entrer plus d'air ; mais demande trois aides, de la réflexion pour ne pas être oublié, et être bien compris, et *rend impossible* l'emploi des moyens adjuvants.

Le troisième, préférable, parce qu'il fait entrer plus d'air encore, ne se retiendra pas également sans une certaine étude, demande au moins deux aides, et prive, la moitié du corps, des moyens adjuvants.

Le problème est donc celui-ci : trouver un procédé qui fasse entrer le plus d'air possible dans les poumons ; — qui ne demande aucun effort d'imagination pour être compris, ni de mémoire pour être retenu — et qui laisse libre tout le corps, sauf la poitrine. Voici l'appareil que nos réflexions nous ont suggéré.

4me *Procédé* — BANDE RESPIRATOIRE. — Dans la respiration artificielle, il faut produire une compression correspondant à l'expiration, et un relâchement correspondant à l'inspiration. Si vous mettez fortement en jeu l'un de ces facteurs, l'autre y correspondra naturellement. A forte inspiration correspond forte expiration ; — à forte compression, forte dilatation.

Pour opérer la compression, on prendra un morceau d'étoffe résistante et élastique. Nous proposons l'emploi d'une bande de caoutchouc qui réunit les deux qualités essentielles de résistance et d'élasticité. Mais, un morceau de toile, qui se trouvera partout et sous la main de tous, remplira également le but. On lui donnera une hauteur de 30 à 40 centimètres, et une longueur de 1^m 40 environ. On coupera le morceau de tissu, caoutchouc ou toile, dans la forme indiquée par la Planche qui précède.

Pour être assez résistant, le caoutchouc devra présenter deux millimètres d'épaisseur.

Un coussin résistant sera placé sous la nuque du noyé et on lui glissera sous le dos la bande en caoutchouc, le point A correspondant à l'omoplate droite, et le point B à celle de gauche. Le dos du noyé recouvrira donc l'espace A B A' B'. Un aide se placera à gauche du noyé, et, ramènera vers lui les extrémités G G' et l'aide placé à droite, l'extrémité D. Saisissant fortement ces parties dans leurs mains, les aides comprimeront la poitrine en les amenant à eux. Pendant ce temps de compression, d'expiration, l'aide de droite, qui n'a qu'une extrémité à tenir, appuiera sur le creux de l'estomac pour augmenter ainsi la compression.

Après cette compression énergique, qui ne doit pas dépasser trois secondes environ, les aides relâchent les bandes. L'élasticité des parties se met en jeu, et produit une dilatation ou inspiration d'autant plus accentuée que la compression aura été mieux faite.

Ce va-et-vient de relâchement et de compression sera fait avec force et sans brusquerie, environ 18 fois par minute. Il faut une traction soutenue de quelques secondes, mais sans violence.

AVANTAGES DU PROCÉDÉ. — Il est, j'ose le dire, d'une réelle simplicité ; ne demande ni effort d'imagination, ni de mémoire — Il n'offre aucune répulsion dans son application. Un noyé est trop souvent un cadavre, et l'on peut tenir compte d'une répugnance naturelle qui n'a rien que de très juste. Si l'on peut éviter les manipulations directes, ce sera certainement un avantage.

Il produit une respiration artificielle très certaine, très supérieure aux premiers et deuxièmes procédés, et tout au moins égale au troisième.

Il a l'*immense avantage* de laisser libre les bras, les jambes, le bassin, la tête même, et de permettre pendant ce temps aux autres aides d'avoir recours aux moyens adjuvants.

Enfin, outre son application plus simple, il est moins

pénible à exécuter. Une même personne pourra difficilement, pendant une demi-heure, exécuter les manœuvres du procédé de Sylvester. Notre procédé ne demande pas ces grands mouvements de va-et-vient. Une pression douce et longue suffit, et chaque aide pourra aisément garder son poste pendant une heure. La manière dont la pression se fait l'explique parfaitement.

Moyens Adjuvants. — Nous avons été amenés, au début de notre travail, par des considérations théoriques, et que l'expérimentation vérifie, à tirer ces deux conclusions :

1° Il faut, par la respiration artificielle, amener dans les poumons d'un noyé de l'air respirable ;

2° Il faut favoriser le retour de la sensibilité, de la circulation et de la calorification : trois facteurs qui sont dans une corrélation intime ; et auxquels conviennent ce que nous nommons les moyens adjuvants.

Le noyé, placé au lieu jugé convenable pour lui porter secours, sera de votre part l'objet de quelques soins particuliers.

Vous examinerez et nettoierez au besoin la bouche. Elle est quelquefois assez fortement fermée pour ne pouvoir l'ouvrir librement. Vous pourrez prendre une cuiller, un morceau de bois plat et arrondi, et vous l'introduirez doucement entre les dents. Si vous ne réussissez pas, vous frictionnerez vivement les joues, ou les flagellerez avec le plat de vos doigts. Si vos efforts étaient impuissants, vous placeriez un bouchon de chaque côté sous les joues, pour tenir les lèvres écartées. L'air pourra ainsi passer entre les dents. Il est *indispensable* que l'air puisse passer librement par la bouche et le nez pendant toutes vos manœuvres.

La bouche ouverte, vous attirerez la langue au dehors, et aurez soin de l'y maintenir, tant que le noyé n'aura donné aucun signe de vie. Vous la confierez à un aide qui la tiendra avec un linge, ou vous la fixerez à l'aide d'une jarretière de caoutchouc passée sur la langue et sous le menton.

Vous en profiterez pour chatouiller le fond de la gorge avec une barbe de plume, un petit pinceau, etc. Si vous avez pu ouvrir la bouche, vous aurez soin de la maintenir ouverte avec un bouchon placé entre les dents.

Votre attention se portera également vers le nez. Vous le nettoierez au besoin, et le chatouillerez avec un pinceau, une barbe de plume que vous pouvez introduire horizontalement assez profondément

Vous passerez sous le nez de l'ammoniaque, des allumettes enflammées, etc., pour réveiller la sensibilité de la muqueuse.

Il est urgent que la bouche et le nez soient parfaitement libres ; car, obstrués, ils pourraient, pendant la respiration artificielle, gêner l'entrée de l'air dans les poumons.

Vous chercherez à déterminer du côté de la peau une réaction salutaire. Les frictions seront faites avec des linges de flanelle, des gants de laine, des brosses, etc. Elles seront faites longuement, lentement et *doucement*. Il faut souvent les prolonger, et si on les faisait avec force, on ne tarderait pas à produire des plaies, et à se priver d'un excellent moyen.

Vous ferez des frictions sèches ; mais vous pouvez *humecter* les linges qui vous servent à les faire, employer de l'eau-de-vie pure, ou des solutions alcooliques de camphre, etc., etc.

La flagellation, faite avec les mains, ou tout objet flexible qui sera à votre portée pourra vous donner de bons résultats. Voici un fait qui m'est personnel.

En Août 1871, je me trouvais en nageant, en face la Batterie, sise à côté du Boulevard de Strasbourg. Au rassemblement que je vis sur le rivage, je pensai à un sinistre ; j'arrivai en toute hâte, et je vis, étendu sur la rive, un homme qui avait disparu en se baignant, et qu'un de ses camarades venait de retirer de l'eau. Cet individu était resté *au m s* cinq minutes sous l'eau. J'étais en habit de bain, et sans le moindre objet à ma portée. Je le fis tenir sur le côté droit, et lui donnai avec mes mains sur tout le tronc la plus forte flagellation que mes mains puissent supporter. Elle dura bien une minute et demie ; le noyé fit une légère inspiration — Il était sauvé ?

Tout autre objet peut convenir pour l'exécuter : un morceau d'étoffe, un mouchoir, etc. Elle est fort douloureuse avec les mains, *Experto crede Roberto.*

J'emploierais volontiers une poignée d'ortie pour fustiger le corps.

Nous recommandons encore l'application aux pieds et aux mains successivement, d'un marteau trempé dans l'eau bouillante. On connaît l'exquise sensibilité des mains et des pieds. Ces parties sont, en effet, douées d'une sensibilité nerveuse développée au plus haut degré, et on comprend le parti qu'on en pourra tirer.

Avec notre procédé de respiration artificielle si simple, et avec les moyens sus-indiqués, on a un ensemble de ressources, suffisantes souvent, pour faire revenir un noyé, et très suffisantes toujours pour attendre l'arrivée d'un médecin.

Les moyens suivants pourront être encore employés. L'irritabilité et la sensibilité se conservent beaucoup plus longtemps dans le canal intestinal qu'à la surface du corps, et même que dans les autres cavités. Aussi a-t-on vanté l'utilité de lavements excitants comme étant propres à stimuler ces propriétés vitales, et à les réveiller au profit de l'organisme entier.

Les lavements de fumée de tabac ont été depuis longtemps préconisés. Sans discuter ici la possibilité d'une intoxication secondaire, je rejetterai ce moyen parce qu'il est d'une exécution difficile, parce qu'il est impossible de mesurer la quantité de gaz introduit, et qu'il serait possible de produire un ballonnement du ventre qui pourrait devenir une complication sérieuse.

S'il en est ainsi des lavements gazeux, quelque soit la substance employée, il n'en est pas de même des lavements liquides.

Vous ferez préparer une *très forte* infusion de café et vous emplirez un irrigateur, une seringue ordinaire. Vous mettrez la dose d'un lavement entier. Votre infusion sera aussi chaude que peut l'être un lavement Vous administrerez ce lavement entier en deux fois ; laissant environ un quart d'heure d'intervalle entre chaque lavement.

A l'état de santé, les contractions des intestins (mouvements vermiculaires) se produisent à notre insu, pour favoriser l'ensemble du travail digestif.

L'infusion très forte de café, prise à dose élevée, les exagère d'une manière très-remarquable.

Ces contractions, surexcités chez le vivant par le café, sont assez énergiques, pour, dans certains cas de hernie étranglée, avoir déterminé la réduction de la hernie, sans opération. (Bulletin de thérapeutique, Juin 1873. P. 503).

L'irritabilité et la sensibilité du canal intestinal, avons-nous dit, se conservent longtemps ; si nous avons d'autre part un agent qui excite vivement cet organe, nous pourrons donc localement rappeler la vie, et déterminer par action reflexe, par sympathie, le retour à la sensibilité générale.

L'infusion de café se trouve de nos jours partout, ne peut produire aucun effet nuisible, et ce n'est que pour mémoire que nous citerons l'emploi de l'eau salée, de l'eau de savon, employée chaude, et que nous proscrirons, ayant le café sous notre main. Tout le monde peut donner un lavement, et nous ne sommes plus au temps du Grand-Roi, où les Diafoirus étaient gens avec qui l'on devait compter.

Je ne nommerai l'insufflation, quelque soit le procédé employé, que pour la proscrire. Je n'écris point cette brochure pour mes confrères, tout en me permettant d'appeler leur attention sur ma *bande respi-*

ratoire en caoutchouc et sur les *lavements de café*, et un médecin seul serait capable d'avoir recours à ce procédé difficile et délicat d'exécution, et d'une utilité finale fort constestable.

C'est ici que pourrait servir le spéculum du docteur Labordette qui, entre les mains du médecin, pourra rendre quelque service.

Je n'ai point parlé jusqu'ici des fers à repasser chauds, des boules d'eau chaude, des couvertures chaudes ; c'est que je considère les stimulants cutanés comme bien plus nécessaires. Or, pour utiliser ces moyens, il faut envelopper le corps pour éviter toute déperdition de chaleur, partant, les frictions demeurent impossibles, et l'on peut gêner les aides qui exécutent la respiration artificielle.

Si, au bout d'une heure de soins assidus, aucun signe de vie ne se manifeste, vous pouvez être sur que la mort est venue.

Notez donc que vous aurez fait, quelque soit votre procédé, 1080 inspirations en une heure. Dans une heure, il y a soixante minutes, et pendant chaque minutes vous aurez fait dix-huit inspirations ; or soixante fois dix-huit, font.....

Au bout de ce temps les stimulants externes, sont à

leurs limites de possibilité matérielle et de chances de succès.

Donc, à partir du moment ou votre noyé est sur son matelas ou sur sa paille, comptez une heure de soins assidus, et quoiqu'il arrive, vous aurez fait tout ce qu'il était possible de faire.

Si quelques signes de vie apparaissent, vous devez apporter dans l'administration de vos soins la plus grande douceur. Vous cesserez momentanément la respiration artificielle, pour la reprendre si la respiration normale se suspendait.

Ce serait ici le cas d'employer les boules d'eau chaude, les couvertures de laine chaudes. Vous laisserez la face toujours libre. Vous la lotionnerez avec quelques substances liquides aromatiques. Vous ferez respirer quelques sels d'odeur agréable. Vous ne laisserez qu'une ou deux personnes pour ne pas effrayer votre ressuscité.

Vous attendrez que la respiration se fasse librement et spontanément pour faire boire votre noyé. Seulement vous pouvez avec quelque cordial, *humecter* les lèvres, la langue, pour réveiller doucement les mouvements de déglutition. Lorsque ces derniers se feront bien, vous pourrez faire boire à la cuiller.

Ici finit votre rôle digne des plus grands éloges, si,

pénétré de tous ces préceptes, vous les avez bien exé-
cutés. Pendant ce temps, un médecin, s'il n'est déjà
venu, sera mandé, et dirigera les secours qui devront
être ultérieurement appliqués.

Nota. — J'ai acheté une bande en caoutchouc d'après les
mesures indiquées page 14, et l'ai découpée suivant le dessin
de la planche. Roulée, elle tient peu de place, et rendrait de
réels services dans une boîte de secours; son coût est de
fr. 28.

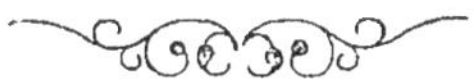